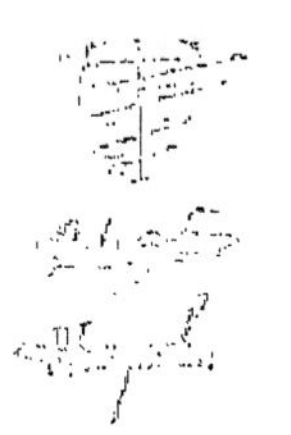

CONSIDÉRATIONS

SUR

LE CHOLÉRA - MORBUS.

PARIS.—IMPRIMERIE DE FÉLIX LOCQUIN,

RUE NOTRE-DAME-DES-VICTOIRES, N° 16.

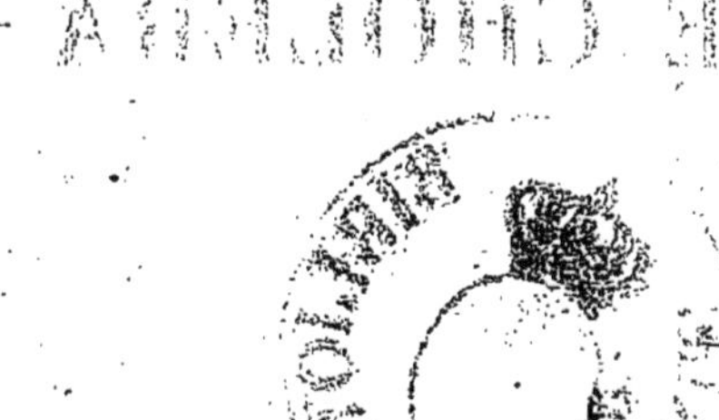

CONSIDÉRATIONS

SUR

LE CHOLÉRA-MORBUS

OBSERVÉ A PARIS ET A CRÉCY,

ARRONDISSEMENT DE MEAUX,

DÉPARTEMENT DE SEINE-ET-MARNE;

Avec la description des symptômes
des différens degrés de la maladie,
et l'indication des moyens employés avec succès
pour la combattre;

Par M. Charles ROBINSON,

Docteur en médecine de l'Université d'Édimbourg.

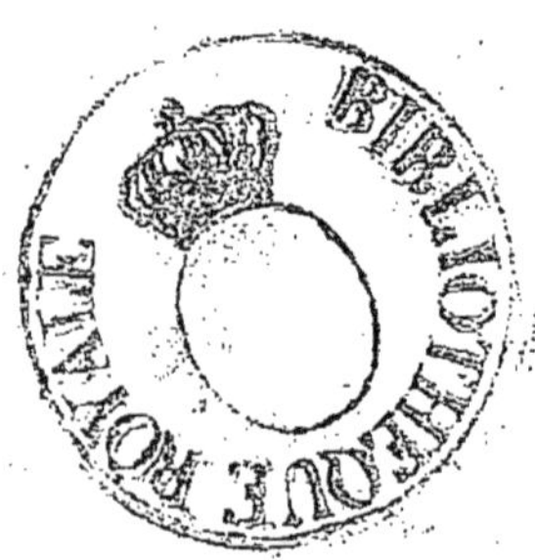

PARIS.

BÉCHET JEUNE, LIBRAIRE,

PLACE DE L'ÉCOLE-DE-MÉDECINE, Nº 4.

1833

A MONSIEUR LE MARQUIS DE LOUVOIS,

PAIR DE FRANCE,

La bienveillante amitié dont vous voulez bien m'honorer me fait un devoir de vous offrir cet opuscule, fruit de mes observations. En vous priant d'en accepter la dédicace, j'exprime en même temps ma reconnaissance pour le pays où j'ai reçu un accueil si flatteur, et où les faibles services que j'ai pu rendre ont été si dignement récompensés.

CH. ROBINSON.

possédant que très-imparfaitement la langue de ce pays, je compte sur l'indulgence de mes lecteurs, et j'espère qu'ils ne regarderont pas comme une témérité de ma part, d'écrire sur un sujet qui a amené la ruine de tant de brillantes théories, qui a fait errer tant d'hommes célèbres dans le traitement qu'ils ont suivi, et dans les explications qu'ils ont données des phénomènes de la maladie.

J'ai observé la marche du choléra-morbus dans les parties de la France qui ont le plus souffert de ses atteintes ; et j'ai été ainsi à même de voir un très-grand nombre de malades. Je laisse à des praticiens plus mûrs et plus expérimentés que moi le soin de rechercher et d'expliquer la cause de la maladie ; je me borne à décrire ses effets, et la méthode de traitement que j'ai employée pour la combattre; méthode qui m'est propre, et qui m'a réussi bien au-delà de toutes mes espérances. Je sais qu'au premier abord on pourra mettre en doute l'exactitude des faits, quand je ferai connaître la proportion des succès que j'ai eu le bonheur d'obtenir, proportion beaucoup plus forte que celles dont on a parlé jusqu'ici ; mais je n'avance rien dont je n'aie entre les mains les preuves les plus authentiques et les plus honorables pour moi. De plus, dans toutes les observations individuelles que je cite dans le cours de cette brochure, j'ai soin de faire connaître le nom du malade, sa profession, et celui du lieu qu'il habitait.

Etant à Paris au commencement de l'épidémie, je me suis empressé d'offrir à l'administration mes services, qui furent aussitôt acceptés, et je fus placé au bureau de secours de la rue des Noyers, 12e arrondissement. J'y suis resté attaché jusque vers les derniers jours d'avril. A cette époque, la décroissance rapide de l'épidémie pouvait faire espérer que la capitale en serait promptement débarrassée, et on m'envoya, sur ma demande formelle, dans l'arrondissement de Meaux, où la maladie avait commencé à déployer toute sa fureur. A peine arrivé, M. le sous-préfet m'invita à me rendre de suite dans le canton de Crécy, où je suis resté pendant trois mois, et qui, de tout l'arrondissement, est un de ceux qui certainement ont le plus souffert.

Dans le service que j'ai fait à Paris, je n'ai pas obtenu, à beaucoup près, autant de succès qu'à Crécy, à cause de l'immense quantité de malades que les membres du bureau de secours étaient obligés de voir, et surtout par l'impossibilité presque constante de suivre moi-même le traitement que j'avais commencé. Il est presque toujours arrivé qu'un malade que je voyais le matin était visité le soir par un de mes collègues : aussi les notes que j'ai recueillies ne sont-elles souvent que des ébauches; car j'ai rarement pu suivre une observation jusqu'à la fin. En province, c'était différent; moi seul voyais les malades, et ils étaient sous mes yeux depuis le début de l'affection jusqu'à sa terminaison.

Dans la plupart des cas, les individus frappés de la maladie l'étaient de la manière la plus grave; et de plus, j'avais non-seulement à lutter contre l'ignorance et les préjugés des paysans, mais aussi contre une difficulté plus sérieuse encore, l'éloignement des secours pharmaceutiques ; Crécy étant le seul endroit où il existât une officine.

Dans le canton de Crécy, j'ai donné des soins à soixante-dix-sept cholériques, sur lesquels je n'en ai perdu que cinq. Sur ces soixante-dix-sept cas, trente-quatre étaient des choléras algides avec cyanose, et de ce nombre trois ont succombé, et encore sur ces trois, deux étaient de vieilles femmes de soixante-quinze et quatre-vingts ans. Vingt-quatre autres malades étaient affectés à un degré très-voisin de la cyanose; quelques-uns même en ont offert des traces; mais, chez eux, le pouls n'avait pas tout-à-fait cessé de battre; il restait encore quelques traces de l'action artérielle. Sur ces vingt-quatre cas, deux se sont terminés par la mort: l'un est celui d'une vieille femme de soixante-dix ans, exténuée par la faim et par la misère, et l'autre celui d'un enfant de cinq ans. Dix-neuf autres malades n'étaient que dans la première période.

J'aurais pu augmenter beaucoup le chiffre que je viens de donner; mais je n'ai regardé comme cholériques que les individus qui présentaient les symptômes les plus caractéristiques de la maladie, quelle que fût, d'ailleurs, la ressemblance de leur affection avec le choléra; et je n'ai jamais souffert qu'on notât, comme frappé de l'épidémie régnante, aucun individu qui n'en présentait pas tous les symptômes.

Le paysan de l'intelligence la plus ordinaire peut juger très-bien de la situation d'un cholérique; et la teinte caractéristique répandue sur la figure de la victime lui apprend assez le danger dont elle est menacée. Dans les campagnes, à la moindre nouvelle que quelqu'un est tombé frappé du choléra, tout le monde s'empresse d'accourir, et il serait impossible au médecin, quand même il serait assez peu consciencieux pour l'essayer, de faire prendre le change sur la véritable position du malade, et de transformer un cas léger en un cas grave.

Pour faire comprendre la méthode de traitement que j'ai adoptée, il est nécessaire d'expliquer d'abord les expressions dont je me sers, et les degrés que je distingue dans la maladie. Je sais bien qu'ainsi je serai forcé de décrire encore des symptômes déjà parfaitement bien connus des médecins ; mais comme je n'écris pas seulement pour eux, on m'excusera, j'espère, d'essayer de mettre à la portée de toutes les intelligences, des notions générales, à l'aide desquelles chacun pourra, dans un cas grave, administrer sans retard les secours que l'expérience m'a démontré être les plus efficaces.

Je distingue dans le choléra-morbus trois degrés ou phases : 1° Le *choléra simple*, c'est-à-dire à son début ; 2° le *choléra violent* ; et 3° le *choléra-asphyxie*, qu'on nomme à Paris *choléra-cyanique-algide*.

Symptômes propres à ces trois degrés.

Premier degré. — On observe d'abord un dévoiement plus ou moins abondant, composé de matières blanchâtres, contenant de petits flocons blancs, suspendus dans le fluide ; des vomissemens de semblables matières, et également caractéristiques, viennent s'y joindre bientôt. Quelquefois cependant les vomissemens n'existent pas ; il n'y a que des nausées plus ou moins fortes ; quelquefois même le malade n'éprouve pas la plus légère envie de vomir. Les yeux sont enfoncés dans les orbites, et entourés d'un cercle livide ; la figure est ridée, et porte l'empreinte de l'effroi et de l'accablement ; les lèvres ont perdu leur teinte rose ; la langue est blanche, quelquefois un peu jaune. Le malade éprouve souvent un bourdonnement très-incommode dans les oreilles. Le pouls donne au doigt qui l'explore la sensation d'un fil tendu. Je l'ai souvent trouvé, à cette époque de la maladie, dans son état normal. Un sentiment d'oppression, de pesanteur à la région de l'estomac, et des borborygmes continuels se manifestent quelquefois ; rarement il survient des coliques. La soif n'est pas vive ; l'urine se sécrète en moindre quantité ; les malades se plaignent parfois de légères crampes dans les extrémités inférieures, les pieds surtout, qui sont habituellement froids. Il m'est arrivé assez fréquemment de ne pas trouver de pulsation dans l'artère tibiale postérieure, au point où elle passe entre la malléole interne et le talon, alors même que le pouls, exploré à la radiale, n'offrait encore aucune modification.

Second degré. — Trop peu d'instans suffisent pour que le malheureux cholérique passe du premier degré, que nous venons de décrire, au second. Le fléau marche vite, et s'il n'est pas arrêté dans sa course par les secours de l'art, tout est promptement fini. Le dévoiement et les vomissemens de matières décrites ci-dessus deviennent continuels ; les derniers surtout se renouvellent au moindre effort que fait le malade. Ils sont extrêmement pénibles ; les malades disent que c'est comme si *on leur arrachait le cœur*. Souvent des crampes horriblement douloureuses envahissent les membres inférieurs. Le froid et la cyanose s'en emparent et s'étendent bientôt aux extrémités supérieures. Les yeux se cavent de plus en plus ; le cercle livide qui les cerne, augmente ; la conjonctive est rouge et injectée. Les traits du visage, complètement bouleversés, donnent à la physionomie une expression impossible à décrire. La face est glacée ; la peau se ride et se colle sur les os, comme si toute la graisse avait fondu ; les lèvres sont bleues et glacées ; la langue, blanche et froide ; le nez cyanosé, et souvent une grande partie de la figure participe à cette teinte bleuâtre plombée ; la soif est excessive ; la voix creuse ; les oreilles sont le siége d'un bourdonnement continuel. L'oppression et l'étouffement augmentent ; le pouls radial est filiforme et presque imperceptible ; les veines de l'avant-bras paraissent comme des lignes noires ; enfin, la sécrétion de l'urine se supprime complètement, et la mort paraît prête à frapper sa victime. Un pas de plus, une demi-heure encore, et l'on voit apparaître dans toute son horreur le degré le plus terrible de la maladie, le *choléra-asphyxie*.

Troisième degré. — A cette période de la maladie, il n'est pas rare de voir cesser complètement la diarrhée et les vomissemens. La nature est totalement épuisée, et le médecin n'a plus à faire qu'à un cadavre vivant. Les crampes seules persistent quelquefois encore après la disparition de tous les autres symptômes. Tout le corps est froid comme de la glace. On ne sent plus le moindre frémissement dans les artères du bras ni de la jambe. Une fois même, j'ai observé que les pulsations avaient complètement cessé dans les artères carotides. L'haleine est froide; les yeux enfoncés dans les orbites, sont tournés en haut, et à moitié recouverts par la paupière supérieure. La teinte bleue de la cyanose est répandue sur toutes les parties du corps. Ce symptôme manque cependant dans certains cas, quoique tous les autres existent au plus haut degré. Une sueur glaciale, visqueuse, très-abondante, signe le plus funeste de tous, couvre la figure et le tronc. Les facultés intellectuelles restent intactes jusqu'à la fin; le malade demande encore, d'une voix caverneuse, d'une voix cholérique, qu'on étanche la soif qui le dévore. C'est le dernier effort musculaire qu'il puisse faire; car si on soulève un de ses membres, il retombe aussitôt comme celui d'un cadavre. Les muscles sterno-mastoïdiens et ceux du bras sont raides, immobiles et comme pétrifiés. Quelques minutes sont à peine écoulées que la mort a frappé sa victime.

Observations particulières.

Comme les cas graves sont les plus nombreux et d'une plus haute importance, j'ai cru devoir intervertir, pour ceux que je vais détailler, l'ordre de la description des symptômes que l'on vient de lire.

Première observation.—Peu de jours après mon arrivée à Crécy, Marie, âgée de trente ans, domestique de madame veuve Grivarry, fille fraîche, robuste et d'une santé parfaite, tomba malade de l'épidémie régnante. Le 4 mai, à cinq heures du matin, je la vis pour la première fois. Je ferai observer ici que mes notes ont été prises près du lit de la malade; et si elles n'ont pas le mérite d'une grande correction grammaticale, elles ont au moins celui de la fidélité. Cette fille était dans l'état suivant: pas de pouls; aucun mouvement perceptible du cœur; cyanose générale de toute l'habitude du corps; froid glacial de toutes les parties; yeux enfoncés dans les orbites; langue blanche

et froide; vomissemens continuels et violens, diarrhée des plus fréquentes et involontaire; sentiment d'oppression extrême dans la région épigas-
trique; crampes excessivement douloureuses dans
les mollets; soif dévorante; urine absolument
nulle. Je fis de suite appliquer sur toute la surface
antérieure du corps, de manière à couvrir toute la
peau depuis le cou jusqu'aux jambes, et depuis les
genoux jusqu'aux chevilles, de larges sinapismes de
deux pouces d'épaisseur, faits avec de la farine de
moutarde et de l'eau bouillante. J'ordonnai en
même temps le lavement suivant :

Pr. : Mucilage d'amidon. . . . 2 onces.
     Laudanum liquide de Sy-
     denham . . . . 80 gouttes.
Mêlez avec soin.

En même temps que ce lavement, je fis prendre
deux des pilules dont la formule suit, et je recommandai d'administrer les autres de demi-heure
en demi-heure, jusqu'à cessation des vomissemens :

Pr. : Opium pulvérisé. . . . . . 5 grains.
     Proto-chlorure de mercure. 18 *idem.*
     Camphre pulvérisé. . . . 12 *idem.*
M. F. S. A. six pilules égales.

Une demi-heure après l'emploi de ces moyens,

si l'estomac paraît tranquille, et si les vomissemens ont cessé, on donnera en une seule fois la potion suivante :

Pr. : Laudanum liquide de Sy-
denham. . . . . 15 gouttes.
Éther sulfurique. . . . . . 50 *idem*.
Teinture composée de la-
vande. . . . . 25 *idem*.
Eau distillée. . . . . 1 once.

M.

Je fis en même temps entourer les pieds de corps chauds; je prescrivis pour boisson de la limonade, et je recommandai de ne pas ôter les sinapismes avant une heure et demie ou deux heures, après que la malade aurait commencé à en sentir les effets.

Le même jour, à 10 heures du matin, le mieux est sensible; les vomissemens, la diarrhée, les crampes et l'oppression ont cessé; les yeux semblent moins enfoncés; les traits de la figure expriment moins l'effroi; la cyanose a disparu de la face et du tronc; la chaleur s'est rétablie ainsi que le pouls, qui est encore, à la vérité, d'une très-grande faiblesse; la soif est nulle, la langue un peu jaune. Les sinapismes ont très-bien pris partout.

Sept heures du soir. — L'expression de la figure

est bonne, le pouls rapide, mais souple; un vomissement de matières jaunâtres vient d'avoir lieu. La malade a un peu uriné ; elle éprouve de l'envie de dormir. *Prescription*. Sinapisme sur la région de l'estomac ; potion composée comme il suit , à prendre en une seule fois :

Pr. : Laudanum liq. de Sydenham.   30 gouttes.
  Éther sulfurique . . . .   20 *idem.*
  Teinture composée de la vande   15 *idem.*
  Eau distillée. . . . . .   1 once.
M.

Le 5 mai, j'ai vu la malade trois fois dans la journée. Elle va de mieux en mieux ; mais elle n'a pas uriné depuis la veille au soir. Les règles ont paru.

Le 6, à 10 heures du matin, la langue est chargée d'un jaune-brunâtre ; la malade a uriné ; elle se plaint d'un peu de pesanteur de tête ; le pouls est bon ; pas de selles. *Prescription* :

Pr. : Extrait de coloquinte. . 10 grains.
  ——— de jusquiame. .⎱ ãã 5 *idem.*
  Protochlorure de merc.⎰

Mêlez et divisez en quatre pilules à prendre immédiatement.

Le 7, pouls bon, langue belle, quatre selles

brunâtres pendant la nuit , produites par les pilules; urines naturelles , tête libre. On fait prendre
un peu de bouillon coupé. *9 heures du soir*. La
malade a vomi deux fois dans la journée ; le dévoiement a reparu ; les matières rejetées sont jaunâtres ; elle se plaint un peu de la tête et de l'estomac ; le pouls est un peu accéléré. Je fis administrer de suite le lavement suivant :

Pr. : Mucilage d'amidon . . 2 onces.
Laudan. liq. de Sydenham. 90 gouttes.
M. avec soin.

J'ordonnai, en outre , de revenir aux sinapismes
sur l'épigastre, et d'appliquer vingt sangsues aux
apophyses mastoïdes.

Le 8 , les sangsues ont coulé abondamment. La
tête et l'estomac sont parfaitement libres ; le dévoiement a cessé de nouveau ; le pouls est mou et
régulier , la langue dans son état naturel ; en un
mot , on ne découvre plus aucun symptôme fâcheux. Pour nourriture, un peu d'arrow-root ou
de sagou , un peu de vin de Madère.

Le 10 , la convalescence commence.

Le 11 , la malade se plaint d'une démangeaison
sur la poitrine, d'un peu de mal de gorge et de
céphalalgie. J'ordonnai aussitôt de couper le vin
avec moitié eau , et d'appliquer autour du cou un
cataplasme de farine de graine de lin.

Le 12, une scarlatine se manifeste. *Prescription* :

Pr. : Huile de ricin. . . . }
     Eau de menthe poivrée. } ãã 1 once.

Mêlez ; à prendre de suite en une seule fois.

Le 13, la malade est mieux ; et le 14, elle peut être considérée comme guérie.

La fille qui fait le sujet de cette observation était d'un caractère très-irritable. Pendant tout le cours de sa maladie, ses goûts changeaient à chaque instant ; et si je ne cédais pas à ses caprices, elle prenait de l'humeur et se contrariait au point de se donner la fièvre. Un de ses caprices était de boire du vin de Brie, et je suis très-disposé à croire que les alternatives qui ont marqué sa convalescence sont dues en partie à cette disposition de l'esprit. Le 7, jour où elle retomba, elle demandait à grands cris son vin favori ; et comme on refusait de la satisfaire, son impatience fut portée au point de causer un peu de trouble dans les fonctions intellectuelles. Je ne puis, en effet, penser que trois cuillerées de bouillon coupé aient pu suffire pour ramener les symptômes graves qui ont signalé la rechute. A dater du 13, je lui accordai la permission de boire son vin de Brie, et depuis elle s'est parfaitement bien portée.

Le cas dont je vais maintenant rapporter les détails est un de ceux dans lesquels la guérison est pour ainsi dire miraculeuse. L'état de la malade était si désespéré, que son mari et ses enfans la croyaient déjà morte ; j'étais moi-même si intimement convaincu de l'inutilité des secours de l'art, qu'en revenant à Crécy je l'avais fait inscrire comme morte sur les états.

Deuxième observation. — Le 19 juin, on vint réclamer mes soins pour madame Fourrue, femme d'un fermier de Montanson, commune de Sancy, propriété appartenant à l'Hôtel-Dieu de Meaux. Cette femme, âgée de quarante-huit ans, avait, trois ou quatre jours avant l'invasion de la maladie, qui avait eu lieu le matin même, une diarrhée assez violente, à laquelle elle n'avait fait aucune attention. Quand je la vis, elle était dans l'état suivant : Plus de vomissemens ; diarrhée fréquente et abondante ; évacuations involontaires ; crampes très-violentes qui reviennent de temps en temps (elles ont été plus fortes) ; yeux enfoncés dans les orbites, tournés en haut et à moitié couverts par la paupière supérieure ; face ridée, cyanosée, glacée ; une sueur froide, abondante, couvre la figure, toute l'habitude du corps, et adhère à la peau comme le ferait une dissolution de gomme. Les lèvres sont livides ; la bouche est à demi-ouverte et ses coins sont baignés d'une salive écumeuse. Un son creux, semblable au râle de la mort, se fait entendre dans la poitrine. Tout le corps est raide et sans mouvement ; l'haleine effleure à peine la main placée devant la bouche. Les carotides ne donnent plus la moindre pulsation ; la tête reste dans la position où on la met ; enfin, il n'y a eu aucune évacuation d'urine depuis la veille au soir.

Persuadé que, tant que la vie n'est pas tout-à-fait éteinte, il est du devoir du médecin d'essayer quelques moyens, j'ordonnai, mais sans aucun espoir de succès, de couvrir de suite la malade de larges et épais sinapismes, depuis le cou jusqu'aux chevilles. Je lui fis administrer un lavement de mucilage d'amidon avec 80 gouttes de laudanum, et deux des pilules dont j'ai donné la formule p. 17 ; les autres devant être données ensuite toutes les vingt minutes. Je fis prendre ces pilules dans une cuillerée d'eau et d'eau-de-vie. Je recommandai en outre de faire prendre la potion ci-dessus indiquée une demi-heure après que les spasmes de l'estomac auront cessé, et de couvrir les pieds de corps chauds. Pour boisson enfin, je conseillai de la limonade à laquelle je fis ajouter un peu d'eau-de-vie.

Le lendemain matin, pendant que je déjeunais, je vis le fils de la malade accourir à l'auberge où je logeais. Ma première pensée fut qu'il venait m'annoncer la mort de sa mère, et qu'il voulait ainsi m'éviter une longue course devenue inutile. Dans cette idée, je lui demandai à quelle heure il avait perdu sa mère. A mon grand étonnement, il me répondit qu'elle n'était pas morte et qu'elle allait mieux. Je me rendis aussitôt à la ferme, et je trouvai ma pauvre malade dans un état assez satisfaisant. Le pouls avait reparu, mais il était encore extrêmement faible ; la chaleur se rétablissait ; la diarrhée, les vomissemens avaient cessé ; seulement une heure avant mon arrivée, il y avait eu deux petites évacuations de matières brunes, jaunâtres. Les sinapismes avaient bien pris partout, excepté aux mollets. Cependant les membres inférieurs avaient repris leur chaleur ordinaire ; la langue était un peu rouge, la figure moins abattue et les yeux moins caves. La cyanose avait complètement disparu ; mais il n'y avait pas eu encore d'évacuatien d'urine, et la malade enfin ne se plaignait plus que d'un peu d'oppression dans la poitrine. On m'informa qu'elle n'avait pris que le lavement et une seule pilule ; la potion avait été négligée. Je fis remettre de suite un large sinapisme sur la poitrine, et je recommandai d'administrer la potion le soir.

Le 21, la malade a bien dormi ; elle se plaint d'avoir comme un brouillard devant les yeux ; la figure et la langue sont bonnes ; le pouls est rapide ; une selle jaunâtre a eu lieu ; la moutarde a produit tout son effet ; la poitrine est libre.

Prescription. — Seize sangsues de suite derrière les oreilles, et pour le soir les pilules suivantes :

Pr. : Extrait de coloquinte. . . . 15 grains.
de jusquiame. . . . . . . 3 *idem.*
Proto-chlorure de mercure 5 *idem.*

M. F. S. A. quatre pilules, si elles n'ont pas agi vers le matin , on donnera un lavement simple. La malade est habituellement constipée.

Le 22 , amélioration très-sensible ; pouls bon , langue belle ; les symptômes du côté de la tête sont diminués ; seulement il y a encore un peu de pesanteur : on n'a appliqué que douze sangsues. Deux évacuations d'urine et trois selles bilieuses. La malade se plaint un peu de l'estomac.

Prescription. — Six sangsues aux oreilles ; sinapisme sur la région de l'estomac, et pour le soir une des pilules suivantes :

Pr. : Opium pulvérisé. . . . . . 1 grain 1/2
Proto-chlorure de mercure. 7 *idem.*
M. F. S. A. deux pilules.
Un peu de bouillon coupé pour toute nourriture.

Le 25, la malade se remet lentement ; elle urine bien ; en un mot, je n'observe aucun symptôme fâcheux; elle se plaint seulement de la fatigue qu'elle éprouve de rester si long-temps au lit. Bouillon coupé; limonade pour boisson.

Le 24 , la figure, la langue et l'urine sont naturelles; il y a eu la veille une selle: cependant je trouve le pouls un peu dur et fréquent, et le fils m'apprend que la malade a *battu la campagne* pendant la nuit.

Prescription. — Vingt sangsues au cou; suppression du bouillon, qui sera remplacé par une légère panade à l'eau et au sucre. 10 *heures du soir*, pouls fréquent, plein, inflammatoire, douleur de tête, mais d'ailleurs nul autre mauvais symptôme. Des vingt sangsues, seize seulement ont pris. Saignée de seize onces au bras.

Le 25, plus de délire; un peu de bouillon faible.

Le 26, une indisposition m'empêcha de voir la malade; le docteur Martin me remplaça et lui fit prendre de la scammonée.

Le 27 , l'amélioration est très-prononcée; pas de selle depuis la veille; un peu d'arrow-root pour aliment; un lavement simple.

Le 28 , la convalescence marche. Du bouillon et un peu de vin.

Le 29, du vermicelle et du pigeon rôti pour nourriture.

Le 30 , la malade commence à se lever, et je lui

recommande de revenir peu à peu à sa manière de vivre habituelle.

Une maladie qu'il n'est pas rare de voir succéder à la réaction du choléra, c'est la fièvre typhoïde. J'ai eu plusieurs cas de cette nature à traiter, et j'ai réussi à tirer d'affaire les malades par l'emploi des moyens que je vais indiquer. Tout fait fondé sur une observation exacte et couronné de succès mérite l'attention des praticiens, quand bien même il se trouverait en opposition directe avec la théorie. Ainsi, comme je crois que la méthode de traitement que j'ai mise en usage dans ces cas est différente de celle que l'on suit généralement en France, je crois devoir rapporter ici une observation de fièvre typhoïde des plus tranchées.

Troisième observation. — Antoine Ledoux, âgé de cinquante-trois ans, cultivateur, demeurant dans la commune de Villiers, à un quart de lieue de Crécy, homme fort, robuste et d'une santé jusqu'alors parfaite, fut frappé de l'épidémie régnante vers la fin de juin (j'ai omis de prendre note de la date précise de l'invasion). Arrivé près du malade, je le trouvai dans un état complet de choléra-asphyxie. En attendant qu'on revînt de la ville, où j'avais envoyé chercher des médicamens, j'essayai de le saigner. Mais malgré tous mes efforts, et en comprimant l'avant-bras du poignet jusqu'au coude, et malgré l'immersion du bras dans de l'eau très-chaude, je ne pus obtenir d'une très-large ouverture de la veine que quelques gouttes d'un sang noir et coagulé. Je me vis donc forcé d'y renoncer.

Prescription. — Application de sinapismes sur toute la surface antérieure du corps, comme dans les cas précédemment rapportés; lavement d'amidon, avec cent gouttes de laudanum; les pilules déjà indiquées, mais non pas la potion; limonade pour boisson, et chaleur constante aux pieds.

Le deuxième jour au matin, le malade avait bien dormi toute la nuit; le pouls était lent et souple; la chaleur naturelle dans toutes les parties du corps. D'ailleurs, les sinapismes avaient agi sur tous les points, et le malade n'avait pris que trois pilules. La diarrhée, les vomissemens, la soif et les crampes avaient cessé complètement; la figure exprimait la confiance et l'espoir; seulement il n'y avait pas eu d'évacuation d'urine.

Le troisième jour, le dévoiement de matières jaunâtres a reparu très-abondant; la langue est blanche et jaunâtre sur les bords, le pouls bon, et la sécrétion de l'urine rétablie.

Prescription. — Un lavement d'amidon, avec 80 gouttes de laudanum, à prendre de suite; pour le soir, une des pilules suivantes :

Pr. : Opium pulvérisé . . . . 2 grains.
Proto-chlorure de mercure. 8 *idem.*
M. F. S. A. deux pilules.

Un peu de bouillon coupé pendant la journée.

Le quatrième jour, disparition complète de la diarrhée et de tous les autres symptômes fâcheux.

Le cinquième jour, céphalalgie; pesanteur de tête; obscurcissement de la vue; pas de selles depuis deux jours; pouls fréquent et petit. Douze sangsues derrière les oreilles; lavement ordinaire.

Le sixième jour, assoupissement profond; il faut crier très-fort pour que le malade entende les questions qu'on lui adresse et y réponde. Langue brune, couverte, ainsi que les dents, d'un enduit fuligineux; haleine fétide; pouls très-faible, petit, très-fréquent et parfois intermittent; évacuations brunâtres d'une odeur infecte et involontaires; douleur à l'épigastre; urine pâle; hoquet qui revient par intervalle; sueur froide et visqueuse sur le front et les mains; soubresauts continuels des tendons; carphologie très-marquée.

Prescription. — Sinapismes de suite sur l'épigastre; les deux pilules suivantes à prendre, l'une immédiatement, et l'autre le soir :

Pr. : Opium pulvérisé........... 2 grains.

Sulfate de quinine........ 3 *idem.*

Mie de pain............. Q. S.

M. pour deux pilules.

Lavement avec quatre-vingts gouttes de laudanum ; une cuillerée à bouche ordinaire de bouillon toutes les demi-heures ; pour boisson, une demi-bouteille de vin de Tavel, coupée avec moitié eau ; et enfin, pour chaque matin à jeun, une cuillerée ordinaire de la potion dont la formule suit :

Pr. : Sulfate de quinine...... 12 grains.

Acide sulfurique dilué... 18 gouttes.

Eau. . . . . 8 onces.

M. pour une potion.

Le septième jour, le mieux se prononce. Pas d'assoupissement ; la langue et les dents moins noires ; pouls moins fréquent, mais plus résistant ; plus de dévoiement ni de douleur d'estomac.

Prescription. — On continuera la boisson vineuse ; on donnera, trois fois par jour, une tasse de bouillon et une cuillerée de la potion avec le sulfate de quinine, matin et soir.

Le huitième jour, l'amélioration a fait de nouveaux progrès ; la langue et le pouls sont très-bons ; le malade annonce qu'il sent de l'appétit. Je permis un peu de pigeon ou de poulet rôti pour nourriture, avec le bouillon. Le neuvième jour enfin le malade se lève; mais je recommande de continuer quelques jours encore le sulfate de quinine.

C'est le plus ordinairement vers la tête que s'est manifestée la réaction dans les cas de choléra au degré qui nous occupe; mais les deux tiers de ceux que j'ai eus à traiter ne m'ont présenté cette réaction que juste au degré nécessaire au rétablissement de la santé, et dans ces cas je n'avais rien à faire qu'à surveiller la marche de la maladie et à régler la diète. Sur tous les cholériques que j'ai soignés, je n'ai rencontré qu'un seul cas de gastro-entérite, et c'est chez une femme âgée de près de soixante ans. J'ai déjà dit que, sur les trente-quatre malades qui ont présenté le choléra-cyanique-algide, je n'en ai perdu que trois. Deux ont succombé pendant la période algide. Le troisième a été emporté par la réaction. J'ai toute raison de croire que si ces individus n'avaient pas été débilités par l'âge, l'une des malades avait soixante-quinze et l'autre quatre-vingts ans, les moyens que j'ai mis en usage auraient réussi à exciter la réaction comme chez les autres.

Quant aux enfans que j'ai eu occasion d'observer, j'ai cru devoir, pour eux, changer une partie de mon traitement; mais, je dois le dire, je n'ai pas eu avec eux le même bonheur que pour les adultes. Sur cinq auxquels j'ai donné des soins, j'en ai perdu un âgé de cinq ans, et il a succombé dans la période de réaction. Ce qui m'a conduit à apporter des modifications à ma méthode curative dans les cas de ce genre, c'est que j'ai toujours observé que les enfans attaqués du choléra rendaient des vers dans le cours de la maladie, ou en avaient rendu auparavant.

Quatrième observation. — Phlipotin, âgé de quatre à cinq ans, de la commune de Villiers, fut frappé de la maladie. Diarrhée et vomissemens continuels et abondans de matières caractéristiques ; froid glacial de toutes les parties du corps, pouls insensible, yeux caves, cernés et tournés en haut; lèvres bleues, sécrétion d'urine nulle, mouvemens convulsifs revenant de temps en temps : tels sont les symptômes que j'observai lorsque je le vis pour la première fois. En interrogeant la mère, j'appris que deux ou trois jours avant de tomber malade, l'enfant avait eu un dérangement du ventre, et qu'il avait rendu des *vers blancs* (ascarides.) Je le fis mettre de suite dans un bain chaud, où il resta pendant dix minutes ; après quoi on le replaça dans son lit, avec des briques chaudes aux pieds. Je fis ensuite appliquer sur la poitrine et la région de l'estomac un large sinapisme, et sur le ventre un cataplasme de farine de lin arrosé avec six gros d'huile essentielle de térébenthine ; je prescrivis en outre les pilules suivantes :

Pr. : Opium pulvérisé......... 1 grain.
Proto-chlorure de mercure. 6 *idem.*

M. F. S. A. trois pilules, dont on donnera une de suite, et les deux autres de deux heures en deux heures.

Pour boisson, je fis prendre une cuillerée de bouillon gras bien salé chaque fois que le petit malade demandait à boire.

Le lendemain, je le trouvai beaucoup mieux : l'expression de la physionomie avait changé d'une manière surprenante ; une bonne réaction s'était déclarée : d'ailleurs, plus de vomissemens ni de diarrhée ; il n'y avait eu qu'une selle, déterminée par le cataplasme térébenthiné, et dans laquelle se trouvaient quatre vers. La nuit avait été très-bonne et l'enfant avait bien uriné.

Prescription. — On continuera le bouillon salé.

Le troisième jour, l'enfant était irritable et capricieux ; il n'avait cependant que très-peu de fièvre ; l'urine était moins abondante. J'ordonnai de couper le bouillon, et de donner, en une seule fois, le mélange suivant :

Pr. : Huile essentielle de térébenthine. 2 gros.
Blanc d'œuf.................. Q. S.

Mêlez avec soin. Je fis en outre remettre le cataplasme térébenthiné sur le ventre.

Le quatrième jour, le mélange a occasioné deux selles, dans lesquelles on trouva deux vers. Depuis cette époque la convalescence a marché très-rapidement.

Tel est le traitement qu'à très-peu d'exceptions près j'ai mis en usage pour les enfans. Pendant la convalescence, je me suis toujours très-bien trouvé de l'emploi de l'infusion dont la formule suit :

Pr. : Racine de gentiane contuse
Feuilles de rue.........
— d'absinthe...... $\tilde{a}\tilde{a}$ 2 gros.
Écorce de citron.......
Eau bouillante........ 2 livres.

Faites infuser pendant une heure et passez. On donne deux cuillerées ordinaires de cette infusion deux ou trois fois par jour. Les doses indiquées ci-dessus sont pour un enfant de cinq ans; s'il était plus jeune, on les diminuerait.

Choléra violent.

Cinquième observation. — La veuve Noyau (commune de Villiers), âgée de cinquante-trois ans, d'une constitution très-robuste, fraîche encore et ne paraissant guère avoir plus de quarante ans, fut prise de la maladie pendant le mois de juin. Lorsque je la vis, elle était dans l'état suivant : figure altérée et abattue, exprimant l'anxiété la plus grande, et d'un froid glacial; yeux cernés, enfoncés; conjonctive injectée, lèvres livides, langue blanche; pouls presque imperceptible; voix caverneuse; diarrhée abondante de matières caractéristiques, pas de vomissemens, mais des nausées continuelles; oppression forte, borborygmes violens, soif très-vive; extrémités froides et pas d'évacuation d'urine.

Prescription. — Briques chaudes aux pieds; sinapismes sur la poitrine et l'abdomen; lavement de têtes de pavots, auquel on ajoutera 80 gouttes de laudanum; à prendre de suite une des pilules suivantes; l'autre sera donnée le soir :

Pr. : Opium pulvérisé.......... 3 grains.
Protoc-hlorure de mercure 8 *idem.*

M. F. S. A. deux pilules.

Enfin, pour boisson de la limonade.

Le deuxième jour, il y a de l'amélioration; le pouls est bon; la langue un peu jaune au milieu; la diarrhée, les nausées, la soif et l'oppression ont cessé; la figure est bonne et l'évacuation de l'urine

s'est rétablie. J'ordonnai les pilules laxatives indiquées dans la première observation (page 19), dans
le cas où il n'y aurait pas de selles dans la journée.

Le troisième jour, les pilules ont été prises, et
ont produit deux selles jaunâtres; du reste, le pouls
est bon et la langue un peu rouge. La malade se
plaint d'une sorte de pesanteur sur les yeux, et
d'une grande sensibilité de ces organes à la lumière.
Seize sangsues derrière les oreilles.

Le quatrième jour, le sentiment de pesanteur
sur les yeux persiste encore; le pouls est un peu
fréquent. On n'a appliqué que dix sangsues. Je pratiquai de suite une saignée au bras jusqu'à défail-
lance.

Le cinquième jour, amélioration marquée, aucun symptôme fâcheux. Pour nourriture, du bouillon et de la panade.

Le sixième jour, je permets l'usage de la viande
et d'un peu de vin. Quelques jours après, cette
femme fut en état d'aller de Crécy à Meaux et de
revenir à pied.

Sixième observation. Laplace, âgé de trente-
deux ans, habitant le hameau de Libernon, commune de la Chapelle, fut attaqué de l'épidémie
vers cinq heures du matin. A dix heures, j'étais
près de lui. Vomissemens et diarrhée très-violens
et caractéristiques; yeux caves, cernés et injectés;

lèvres bleues, figure exprimant la frayeur et d'un froid glacial ; sentiment d'oppression extrême dans l'estomac ; soif ardente, pouls presque nul ; crampes légères dans les mollets ; extrémités froides ; pas d'urine.

Prescription. Briques chaudes aux pieds ; sinapismes sur la poitrine, le ventre et les mollets. J'ai ouvert largement la veine médiane basilique de chaque bras. Du côté droit, je n'ai pu obtenir une demi-once de sang ; mais à gauche, je suis parvenu à en faire couler environ dix onces. Ce liquide était d'abord extrêmement noir et épais ; mais vers la fin, sa couleur et sa consistance se rapprochèrent de l'état naturel. Après cette saignée, le malade tomba en syncope ; mais un verre d'eau jeté à la figure le fit bientôt revenir. Je fis prendre de suite une des pilules suivantes, la seconde devant être donnée le soir :

Pr. : Opium pulvérisé.......... 3 grains.
  Proto-chlorure de mercure. 7 *idem.*

M. F. S. A. deux pilules.

Je prescrivis en outre de la limonade pour boisson, et un lavement avec soixante gouttes de laudanum.

Le deuxième jour, amélioration sensible ; pouls très-bon ; évacuation d'urine ; cessation complète de la diarrhée, des vomissemens et des crampes.

Le malade se plaint de la faim : on lui donne des œufs frais et de la panade. Le troisième jour, il se lève, mange une côtelette de veau, et prend pour boisson de l'eau rougie. Le quatrième jour, je l'ai rencontré se promenant à la Chapelle et parfaitement guéri.

J'ai cru devoir rapporter ici en détail l'observation qu'on va lire, malgré sa longueur, en raison d'une circonstance extrêmement remarquable que j'ai rencontrée en faisant l'examen du cadavre et qui, je pense, n'a jamais été observée jusqu'ici. D'ailleurs, la marche de la maladie, avant la terminaison fatale, ne m'a pas paru indigne d'attention. Je regrette cependant de n'avoir pu me livrer à un examen plus complet et plus approfondi du cadavre ; mais cette autopsie a été faite en cachette, et un peu à la hâte, faute de temps.

Septième observation. Langlois, marchand de mouchoirs, demeurant à Paris, place Maubert, n° 1, âgé de quarante-deux ans, fut attaqué de la maladie le 7 avril. Il éprouva d'abord des vomissemens et des évacuations alvines très-abondantes de matières tout-à-fait cholériques. Lorsque je le vis pour la première fois, les vomissemens avaient cessé ; mais la diarrhée persistait ; les yeux étaient cernés et abattus, les lèvres bleues, la langue blanche, la figure effrayée, les extrémités froides, le pouls faible et intermittent. De plus, il y avait de la soif et une oppression très-grande.

Prescription. Sinapismes sur l'estomac et le ventre; limonade pour boisson; la potion suivante à prendre en une fois :

Pr. : Poudre de Dower...... 15 grains.
    Acétate d'ammoniaque liquide............... 6 gros.
    Teinture composée de lavande. .... 8 gouttes.
    Eau de menthe poivrée. 1 once.

M.

Je ne pus revoir cet homme que le 9 au soir, à cause de la grande quantité de malades que j'étais obligé de visiter. Les sinapismes avaient bien pris; le dévoiement avait cessé, et tout allait assez bien avant ma visite; mais alors, retour de la diarrhée; étouffemens, nausées, anxiété précordiale, refroidissement des membres et affaiblissement du pouls. Je prescrivis d'appliquer de nouveau les sinapismes, et d'administrer une des pilules suivantes de suite, et l'autre trois heures après :

Pr. : Opium pulvérisé......... 3 grains.
    Proto-chlorure de mercure 8 *idem*.

M. F. S. A. deux pilules.

Le 10, rien de ce que j'avais ordonné n'a été

exécuté ; le malade est dans un état plus grave ; la nuit a été très-mauvaise ; le corps et les membres sont froids ; les vomissemens et la diarrhée, toujours de matières cholériques, sont devenus continuels ; les yeux sont cernés et caves ; la figure présente une légère teinte de cyanose ; pouls presque insensible ; soif vive ; pas d'urine ni de crampes.

Prescription. — Application de la chaleur aux pieds ; sinapismes sur toute la surface antérieure du corps ; lavement d'amidon et de laudanum ; pilules d'opium, de camphre et de calomel (voyez page 17) ; limonade. Dix heures du soir, les vomissemens et la diarrhée ont cessé ; le pouls est plus sensible, les yeux sont moins caves ; mais les extrémités sont encore froides, et il est survenu un hoquet qui ne cesse pas un instant. Comme la moutarde n'avait pas été appliquée sur le ventre, je la fis mettre immédiatement.

Le 11 au soir, l'aspect de la physionomie est meilleur ; le pouls fort et fréquent, la langue bonne ; mais le hoquet ne cesse pas, et le malade se plaint de pesanteur de tête. Je pratiquai une saignée du bras, et je laissai couler le sang, qui était très-noir, jusqu'à ce que le pouls s'en ressentît d'une manière marquée. En outre, je fis appliquer un sinapisme large comme la main sur tout le trajet de l'œsophage, et s'étendant jusque dans le creux de l'estomac; enfin je prescrivis la potion dont voici la formule, à en prendre une fois :

Pr. : Laudanum liquide de Sy-
denham................ 40 gouttes.
Éther sulfurique........ 25 *idem.*
Eau de menthe poivrée... 1 once.

M. pour une potion.

Le 12 au matin, nulle rémission des symptômes; hoquet continuel; pas d'urine, ni même d'envie d'uriner. Le sinapisme n'a produit aucun effet. On n'a fait prendre qu'une petite cuillerée de la potion. Je fis prendre le reste immédiatement, et appliquer un vésicatoire sur l'estomac. Le soir, même état; pas de selles depuis deux jours. On donnera la poudre suivante :

Pr. : Rhubarbe pulvérisée...... 20 grains.
Jalap pulvérisé........... 10 *idem.*
Proto-chlorure de mercure. 5 *idem.*

M. avec soin.

Le 13, cinq heures du matin, la poudre a produit deux selles bilieuses; mais l'état du malade s'est beaucoup aggravé; la figure est décomposée, les lèvres livides, le pouls fréquent, faible et intermittent; il y a eu du délire. Le hoquet n'a pas cessé d'un instant. Il n'y a pas eu d'évacuation d'urine, ni même la moindre envie d'uriner depuis le 9. En palpant la région hypogastrique, je n'ai pu y découvrir aucun signe de fluctuation. Si j'avais eu sur moi un cathéter, je l'aurais introduit dans la vessie pour savoir si elle contenait ou non de l'urine.

Prescription. — Un grand verre d'infusion de tilleul, avec addition de jus de citron, de sucre, d'un tiers d'eau-de-vie et de 80 gouttes de laudanum. Mort le 14, à six heures du matin. Le hoquet n'a cessé qu'un quart d'heure avant la mort; et, depuis l'invasion de la maladie, cet homme n'avait pas dormi un seul instant.

Autopsie le même jour, à trois heures de l'après-midi. Le corps était encore chaud. Les intestins paraissaient sains; l'épiploon offrait quelques traces d'inflammation. Tous les vaisseaux étaient gorgés de sang extrêmement noir et épais, et ceux de l'estomac paraissaient comme autant de lignes noires. Cet organe lui-même était presque entièrement rempli d'un liquide glaireux, brun et adhérent si fortement à la membrane muqueuse, qu'en essayant de l'en séparer elle se déchirait. L'extrémité cardiaque de ce viscère était le siége d'une forte injection de sang veineux; sa partie moyenne n'offrait rien de remarquable. Enfin, du côté du pylore, la muqueuse présentait plusieurs ulcérations qui, dans quelques points, avaient détruit la membrane; quelques autres étaient dans un état de mortification. Tous les vaisseaux de l'abdomen étaient gorgés de sang noir. La seule partie du foie que j'aie pu examiner, le temps me manquant, est la portion inférieure du lobe gauche, qui, dans l'étendue d'une pièce de cinq francs, était dans un état de gangrène. La vessie s'élevait très-haut au-dessus du pubis; elle était parfaitement saine et pleine d'une urine extrêmement limpide, qui, en touchant un anneau d'or que je portais au doigt, le rendit à l'instant tout noir.

Cet homme a vécu cinq jours, sans fermer l'œil un seul instant, dans un état de souffrance extrême, tourmenté par un hoquet qui ne lui laissait pas un seul instant de repos, et sur lequel les plus fortes doses de médicamens convenables n'ont pu produire aucun effet. Le malade n'avait pas uriné une seule fois dans cet intervalle, et n'en avait pas même témoigné la moindre envie. La veille de la mort, je n'avais pu trouver aucune trace d'urine dans la vessie, et cependant, lors de l'examen du cadavre, cet organe se trouva complètement rempli. Je laisse à d'autres le soin de donner une explication de cette circonstance remarquable; pour moi, j'avoue que je ne le puis pas.

Choléra simple.

Huitième observation. Pierre Martin, âgé d'environ cinquante ans, manouvrier, demeurant commune de la Chapelle, fut pris d'une diarrhée des plus abondantes et de matières caractéristiques, de nausées sans vomissemens, et d'étouffemens violens. Les yeux sont cernés, abattus, injectés; la physionomie porte l'empreinte de l'effroi; les lèvres sont pâles, la langue blanche, les pieds froids, le pouls filiforme et lent, la sécrétion de l'urine diminuée et la soif ardente. Je prescrivis un bain de pieds très-chaud pendant cinq minutes, de larges sinapismes depuis le creux de l'estomac jusqu'au pubis, les pilules suivantes, et de la limonade pour boisson.

Pr.: Opium pulvérisé.......... 2 grains.
    Proto-chlorure de mercure.. 5 *idem.*

M. F. S. A. deux pilules.

Le lendemain, amélioration très-sensible; figure bonne, pouls régulier; plus de diarrhée, de nausées ni d'étouffemens; sécrétion très-abondante d'urine, ayant une odeur ammoniacale très-prononcée; d'ailleurs, aucun symptôme fâcheux. Bouillon gras. Le troisième jour, le malade est guéri.

Je pourrais citer ici un grand nombre d'exemples de la maladie à ce degré ; mais comme ils ont entre eux la plus grande ressemblance, et qu'ils offrent peu d'intérêt comparativement à ceux que j'ai rapportés plus haut, j'ai cru devoir me borner au seul cas que je viens de mettre sous les yeux du lecteur. Je dirai seulement que, lorsque dans cette phase de la maladie, il n'y a ni envie de vomir, ni étouffement, je ne fais appliquer les sinapismes que depuis l'ombilic jusqu'au pubis, et que je remplace les pilules indiquées ci-dessus par la potion suivante :

Pr. : Poudre de Dower....... 15 grains.
    Acétate d'ammoniaque li-
       quide................ 6   gros.
    Teinture composée de la-
       vande.............. 30 gouttes.
    Eau de menthe poivrée.. 1   once.

M. pour une potion à prendre en une seule fois.

Si ce mélange ne produit pas une bonne transpiration, je renouvelle la dose au bout de quatre heures.

Résumé pratique des Moyens de traitement.

1°. *Choléra-asphyxie.* — On couvrira toute la surface antérieure du corps, depuis le cou jusqu'aux chevilles, en laissant seulement les genoux libres, de larges sinapismes d'un à deux pouces d'épaisseur, et préparés à l'eau bouillante. On fera prendre en même temps un lavement composé de deux onces de mucilage d'amidon et de quatre-vingts, cent et même cent cinquante gouttes de laudanum de Sydenham. Il m'est même arrivé d'en administrer ainsi jusqu'à trois cents gouttes ; mais je pense qu'on ne doit jamais dépasser cent gouttes sans l'avis d'un médecin : quant à cette dernière dose, on peut l'employer sans inquiétude. Pour les enfans, il convient de réduire ces quantités en proportion de leur âge ; mais on devra toujours se rappeler que, dans la maladie qui nous occupe, de petites doses ou même des doses ordinaires de médicamens sont souvent plus nuisibles qu'utiles. En même temps que le lavement on donnera deux pilules d'opium, de calomel et de camphre formulées ci-dessus, page 17, et une autre toutes les demi-heures, jusqu'à ce que les vomissemens cessent, et que les spasmes de l'estomac se calment. Cet effet a lieu ordinairement à la quatrième pilule, quelquefois même auparavant ; d'autres fois, au contraire, il en faut davantage. J'ai rapporté un cas dans lequel les vomissemens ont cessé après la première pilule. Le meilleur moyen de les faire avaler est de les casser en cinq ou six morceaux qu'on donne ensuite dans une cuillerée d'eau froide, pure ou mêlée d'un peu d'eau-de-vie. Presque toujours ce liquide est vomi d'abord; mais en l'examinant attentivement et à plusieurs reprises, je n'y ai jamais trouvé aucune portion des pilules. Une demi-heure après que l'estomac est calme, et que les nausées ont cessé, j'ai souvent prescrit avec avantage la potion suivante :

Pr. : Laud. liq. de Sydenham .   10 à 15 gouttes.
    Éther sulfurique........   50 *idem*.
    Teinture compos. de la-
      vandes.............   25 *idem*.
    Eau................   1 once.

M.

Quelquefois j'ai fait ajouter à cette potion cinq à six gouttes d'alcool camphré ; mais je ne donne pas ce précepte comme une règle générale ; car j'ai souvent observé que les médicamens sous forme liquide avaient rappelé les vomissemens. Dans tous les degrés de la maladie , j'emploie comme boisson la limonade. La meilleure manière de la préparer est avec de l'eau de puits , dont la température est un peu plus basse que celle de l'eau de fontaine , à laquelle on ajoute du sucre et du jus de citron , selon le goût du malade.

2º. *Choléra violent*. — On appliquera des sinapismes sur toute la partie antérieure du tronc , et depuis les genoux jusqu'aux chevilles. On donnera le lavement avec quatre-vingts à cent gouttes de laudanum, et si les vomissemens sont violens, une pilule d'abord (voyez la formule, p. 17), puis les autres chaque demi-heure. Si le malade est jeune et d'une forte constitution, on essaiera de faire une saignée de quinze à dix-huit onces : si l'on parvient à tirer du sang, on voit bientôt le pouls se relever et le mieux se prononcer. Si le vomissement n'est pas fort, on donnera les pilules d'opium ou de calomel sans camphre.

3° *Choléra simple*. — On n'appliquera les sinapismes que sur l'épigastre et sur le ventre ; si des crampes existent, on couvrira les mollets ; et s'il y a de la gêne dans la respiration, on les placera sur la partie antérieure de la poitrine. On fera donner au malade un bain de pieds très-chaud, et une des pilules suivantes ; la seconde sera prise le soir.

Pr. : Opium pulvérisé.......... 2 grains.
Proto-chlorure de mercure. 7 *idem*.

M. P. S. A. deux pilules.

S'il n'y a ni nausées ni vomissemens, on ne mettra le sinapisme que sur le ventre, et on donnera la potion avec la poudre de Dower ci-dessus indiquée ; on devra la répéter trois ou quatre heures après, s'il ne s'est pas établi une bonne transpiration. Il est rare que la saignée soit nécessaire dans ces cas ; lorsque cela arrive, l'état du pouls suffit pour l'indiquer. Vingt-quatre heures après la cessation de la diarrhée, si le malade ne va pas à la selle spontanément, on lui administrera quelque laxatif léger, pour débarrasser les intestins des matières que l'augmentation de sécrétion y a accumulées. Quant à la réaction, le traitement à suivre varie suivant les indications qui se présentent.

Il n'est jamais nécessaire, pour combattre le choléra, de déterminer une gastro-entérite. C'est pourquoi j'ai toujours employé pour boisson la limonade, qui désaltère parfaitement et promptement, et qui est en même temps un des meilleurs anti-émétiques. Son usage d'ailleurs n'est jamais suivi de ces symptômes fâcheux qui succèdent à l'emploi de la glace, dont je ne me suis servi dans aucun cas. J'ai observé, en effet, que le petit nombre des cholériques qui ont échappé à la mort, après avoir été traités par la glace, ont présenté une convalescence très-longue et très-difficile et une irritabilité excessive de l'estomac. J'en ai même vu mourir plusieurs au bout de quelque temps d'une irritation générale du tube digestif. Ces malheureux ne pouvaient supporter aucune

espèce de nourriture, et ont péri dans un état d'é-
maciation extrême.

Considérations sur la manière d'agir des moyens
propres à combattre le choléra.

Après avoir décrit la maladie et le traitement que
j'y ai opposé, je crois devoir exposer succincte-
ment mes idées sur la manière d'agir des moyens
que j'ai mis en usage. Ce que je vais dire ne doit
être considéré que comme le résultat de ma conviction, fondé d'ailleurs sur des observations mi-
nutieuses que j'ai entreprises pour ma propre sa-
tisfaction, et pour tâcher de m'éclairer sur une
question aussi importante.

Supposons un malade dans la période de cyanose, auquel nous appliquons le traitement décrit
plus haut pour ce degré de la maladie.

Les sinapismes couvrent tout le corps ; le lavement et les pilules sont administrés. Deux ou trois
minutes après, le liquide dans lequel les pilules
ont été prises est rejeté par le vomissement. Quelque temps s'écoule, et le malade n'a pas encore
ressenti l'effet irritant de la moutarde ; mais déjà
les crampes, qui étaient très-fréquentes et extrêmement douloureuses, deviennent et plus rares et
moins fortes.

Au moment de l'application des sinapismes la peau était glacée, sans circulation, et comme privée de la vie. Quelques minutes avant ou après la prise de la troisième ou de la quatrième pilule, rarement plus tard, la moutarde commence à se faire sentir à l'estomac et au ventre d'abord, puis sur la poitrine, et enfin sur les mollets. Les crampes cessent alors tout-à-fait. Peu de temps après, en général, le malade rend le lavement; ce qui arrive, parce que le sphincter de l'anus cède à la pression du véhicule aqueux du lavement, qui est rejeté, mêlé seulement à un peu de sérosité. Après que toutes les pilules ont été prises, les vomissemens cessent à leur tour; ce qui arrive ordinairement après la quatrième. J'ai souvent observé la disparition des crampes avant même que le malade ait senti l'impression des sinapismes, et deux ou trois fois j'ai vu des crampes très-fortes, qui avaient résisté à des frictions camphrées, laudanisées, ou faites avec de la glace, et même aux sinapismes, céder, comme par enchantement, à un lavement contenant cent ou cent cinquante gouttes de laudanum. Les nerfs des extrémités inférieures proviennent des plexus sacrés et lombaires; le plexus sacré envoie au rectum et aux organes contenus dans le bassin plusieurs ramifications, et enfin une grande branche de communication existe entre ces deux plexus. Le laudanum contenu dans le lavement est ainsi directement appliqué aux ramifications nerveuses qui se perdent dans les parois du rectum , diminue l'irritabilité de l'intestin , que je regarde comme la cause prochaine de la diarrhée , le frappe de stupeur , et fait cesser l'irrégularité de ses mouvemens péristaltiques. Il agit en outre de la même manière sur les plexus lombaires et sacrés par l'intermédiaire de la branche anastomotique dont j'ai parlé , et parvient ainsi tout naturellement à faire cesser les crampes.

Les pilules ingérées dans l'estomac , au nombre de trois , quatre et même six , sont dissoutes dans ce viscère ; car , comme je l'ai déjà fait remarquer , elles ne sont jamais expulsées par le vomissement. Elles diminuent l'irritabilité de l'organe, réveillent les faibles restes de l'action vitale , raniment la circulation, et poussent fortement à la peau , qui participe ainsi à la stimulation générale. La moutarde alors fait sentir son influence révulsive et contro-stimulante , appelle l'irritation de l'intérieur à la surface du corps et le sang dans les vaisseaux cutanés , dégorge ainsi les viscères intérieurs , débarrasse le cœur et les poumons de l'oppression qui les paralysait , et restitue à l'un sa force de circulation, et aux autres leur faculté d'oxigéner le sang. Alors la chaleur et le pouls reparaissent ; l'action irritante des sinapismes se développe de plus en plus, et quand, au bout de deux ou trois heures, on les enlève, une forte rubéfaction colore toute la peau. La soif cesse, et le malade commence à ressentir l'influence de l'opium ; mais cette influence n'est nullement en rapport avec les doses de ce médicament qui ont été administrées. L'assoupissement survient bientôt, suivi d'un sommeil profond qui dure ordinairement jusqu'au lendemain matin, si c'est dans la journée que le traitement a été commencé. Le malade se réveille bien quelquefois ; mais il se rendort aussitôt, et pendant son sommeil on voit se manifester sur tout le corps une douce transpiration, qui quelquefois est très - abondante. L'inflammation de la peau résultant de l'action des sinapismes dure de trois à quatre jours, et c'est à cette révulsion favorable que j'attribue le petit nombre de congestions observées sur les malades traités de cette manière.

De la contagion et de la non-contagion.

Pour discuter convenablement cette importante question, et peser avec soin les argumens avancés pour et contre, il me faudrait plus d'espace que je n'en ai ici. Je dirai seulement que ma conviction pleine et entière est et a toujours été que le choléra n'est pas le moins du monde contagieux. La preuve la plus convaincante de l'exactitude de mon opinion à cet égard est que, lorsqu'une femme allaitant un enfant était frappée de la maladie, à quelque degré que ce fût, je ne l'ai jamais empêchée de donner le sein à son nourrisson, qui dans aucun cas n'a contracté la maladie. J'ai été à même, pendant la durée de l'épidémie, de répéter plusieurs fois cette expérience tant à Paris que dans la province.

Hygiène et moyens prophylactiques.

Un des premiers besoins de l'homme, dès les temps les plus reculés, a été de chercher les moyens de se garantir des maladies. De ce besoin si naturel sont nées les innombrables recherches qui se sont succédé dans la suite des siècles pour arriver à ce but si désiré. Dans les premiers temps de la société, une plante cueillie dans telle ou telle phase de la lune, quelques paroles mystérieuses prononcées par une vieille femme, étaient regardées comme un préservatif et comme un remède infaillible contre tous les maux. Les hommes s'éclairèrent peu à peu; les siècles se succédèrent, et chacun d'eux rejeta avec mépris les croyances de celui qui l'avait précédé, et accorda toute sa confiance à quelque moyen nouveau que le siècle suivant repoussa à son tour comme inutile ou ridicule. Depuis l'établissement du christianisme, l'immense série des recherches des siècles précédens et toute la science des médecins n'ont eu en définitive pour résultat que de faire regarder comme moyens préservatifs des maladies pestilentielles la fuite, les cordons sanitaires et l'isolement, que l'expérience a prouvé n'être pas moins futiles que tous les autres. La peste a ravagé Londres, Paris et d'autres grandes villes, en dépit de ces prétendus moyens préservatifs et même de l'isolement des maisons. Deux cents ans environ après ces secousses terribles, l'Europe, protégée contre un fléau par la découverte immortelle de Jenner, respire débarrassée de ces épidémies qui l'avaient dévastée, et n'entend plus prononcer le nom de peste que dans le lointain.

Mais au commencement du XIXe siècle, un nouveau fléau vient fondre sur l'Orient. Au bruit de ses épouvantables ravages, l'Europe s'alarme pour elle-même. Long-temps à l'avance les gouvernemens consultent les savans sur les mesures à prendre pour se préserver de ses atteintes. On discute de toutes parts, et l'un adopte les cordons sanitaires comme un moyen infaillible, l'autre le camphre, le chlore, etc. La Chine, la Perse et la Syrie ont été envahies et décimées. La maladie semble se diriger sur la Russie, et aussitôt d'immenses lignes de baïonnettes brillent pour s'opposer à son passage. Mais vain espoir! le choléra franchit les baïonnettes, et vient fondre sur Moscou et sur Saint-Pétersbourg, en dépit des précautions extraordinaires prises pour garantir ces deux villes. La malheureuse Pologne se lève pour secouer le joug de son oppresseur, et à peine a-t-elle saisi ses armes que l'Autriche et la Prusse l'environnent d'un épais cordon de soldats. La surveillance la plus active est recommandée et exercée de tous les côtés; et cependant trois mois s'étaient à peine écoulés depuis l'apparition de la maladie dans l'armée polonaise, que déjà elle a sauté par-dessus toutes les lignes prussiennes et autrichiennes, et ravage le duché de Posen et la Prusse orientale. Elle s'avance rapidement vers Berlin; on lui dispute le terrain pied à pied. Un dernier cordon est formé sur l'Oder; c'est la garde qui le compose, l'élite des soldats de la monarchie de Frédéric. Vains efforts! elle pénètre dans la ville vers les premiers jours de septembre.

L'Angleterre, si bien placée par sa situation géographique pour déterminer la valeur des cordons sanitaires, impose une rigoureuse quarantaine à tous les bâtimens venant de la Russie et de la Hollande; mais le fléau traverse bientôt la mer germanique, et vient s'abattre sur une ville qui n'a aucune relation commerciale avec les pays infectés. L'immense cité de Londres, frappée de stupeur, fait à son tour faire quarantaine aux bâtimens, sans exception, provenant de Sunderland et de ses environs. Une hausse considérable s'ensuit sur le charbon de terre. Les riches s'empressent d'ouvrir des souscriptions au profit des malheureux; mais les sommes qu'elles produisent ne sont guère que comme une goutte d'eau dans la mer. Les pauvres meurent de froid, et Londres est envahie la première, sans que la maladie ait touché aucune des villes intermédiaires. La côte orientale de la Grande-Bretagne devenue suspecte, Calais et Boulogne, ces deux grands débouchés de tous les voyageurs, ferment leur port et hissent le pavillon de quarantaine pour toutes les provenances du rivage opposé. Dormez tranquilles, bons Parisiens; les maires de Calais et de Boulogne veillent. Mais un matin des derniers jours de mars, jour de funeste mémoire, la population de Paris s'éveille inquiète et agitée. Le terrible choléra a quitté le pays des brouillards; il a franchi la mer, il a sauté à pieds joints par-dessus Calais, Boulogne, leurs maires et leur quarantaine, et, sans s'arrêter nulle part, il est arrivé à Paris. Il paraît mépriser les provinces; c'est à la capitale qu'il en veut. Il semble ne pas aimer le bruit, car il a paru d'abord dans le quartier le plus tranquille, le plus éloigné, le moins en communication avec ceux où affluent les étrangers. Ce quartier est loin des postes, des messageries, des rues et des hôtels où descendent les voyageurs, où sont déposées les marchandises provenant des pays infectés. Le fléau s'est moqué des cordons sanitaires des puissances de l'Europe; il se rira de même du chlore, du camphre, et de toutes les précautions dont on s'entoure à Paris. Il y déploie bientôt toute sa rage, et déjà des centaines de victimes par jour ne lui suffisent plus. L'alarme est en tout lieu; les médecins, devenus des oracles, n'ont plus un instant de repos. Heureux celui qui peut fuir et quitter un air empesté! On ne peut faire un pas dans la ville sans être poursuivi par l'odeur du chlore, on en trouve partout, dans les appartemens, dans les escaliers, dans les rues, chez les restaurateurs, aux théâtres, dans les *omnibus* même. Aux ambulances, on le distribue *gratis* et en profusion. Tout le monde a sur soi des sachets préservatifs, des ceintures de toute espèce. Le vinaigre des quatre-voleurs est en hausse; le camphre est hors de prix; on en porte sur l'estomac, dans sa bourse; et on se croirait perdu si l'on tirait de sa poche un écu qui n'en serait pas imprégné, pour se préserver le bout des doigts de la contagion.

Cependant les fruitiers, les marchands de légumes et les charcutiers maudissent les médecins. La salade a disparu de dessus les tables; le melon est devenu un poison mortel. Les physiologistes ont défendu vingt-huit objets de première nécessité. Le café, le lait, le chocolat, les ragoûts de toute espèce, les mets apprêtés de toute nature, le poisson quel qu'il soit, les légumes, les fruits, le vin rouge, la bière, les sauces, les pâtisseries, et l'innocente pomme de terre elle-même, sont autant de poisons affreux. Ne mangez, vous dit-on de toutes parts, que du dinde, du poulet, du chapon, du veau rôtis et des biscuits; ne buvez que du vin blanc. Gardez-vous du punch, ô mes compatriotes, car il donne la mort!

Monseigneur de Paris, car nous sommes en carême, permet à ses ouailles de faire gras tous les jours. Tout le monde se hâte de changer sa manière de vivre. Habitués, à cause de la vie sédentaire qu'ils mènent, à une digestion qui se faisait d'ordinaire lentement, et qui veut être aidée par un régime varié et par l'usage du vin, du café, des sauces appétissantes, les Parisiens quittent tout pour manger de la viande. L'estomac en conséquence se fatigue, les sécrétions diminuent, la digestion devient laborieuse, et la constipation s'ensuit. A ce dérangement de la santé viennent se joindre la peur et ses effets. Gardez-vous de vous purger! vous dit le médecin d'un ton doctoral. Mais l'irritation du tube digestif augmente ; la nature fait effort pour se débarrasser, et la diarrhée se manifeste. Le malade alors, hors de lui, fait son testament, dit adieu à ses parens, à ses amis, et se résigne à la mort.

Ce n'est pas tout encore : des centaines de petits propriétaires des environs de Paris, qui ne vivent que du produit des fruits et des légumes qu'ils cultivent sur le petit coin de terre qu'ils possèdent, trouvent le marché fermé ; et ces fruits, ces légumes, leur seule ressource pour l'année entière, pourrissent entre leurs mains. La misère et la faim viennent les assiéger, et la peste ne se fait pas attendre. Si toutes ces mesures de précaution avaient arrêté ou seulement diminué l'intensité du mal, on aurait pu se résigner à en supporter les conséquences fâcheuses ; mais une triste expérience ne nous a que trop appris combien elles sont futiles, et que même elles ont eu un effet directement opposé à celui qu'on en attendait.

Il m'a toujours semblé raisonnable de croire qu'on ne doit jamais changer subitement sa manière de vivre, et moins encore dans un temps d'épidémie que dans tout autre. La constitution y est habituée ; et l'habitude est une seconde nature. Quant à ce qui m'est personnel, je puis assurer que, depuis l'invasion de la maladie jusqu'à ce jour, quoique très-exposé à cause de la fatigue que j'ai éprouvée, je n'ai rien changé à ma manière de vivre habituelle; et j'ai constamment engagé toutes les personnes sur lesquelles je pouvais exercer quelque influence, à vivre comme à leur ordinaire. La salade, les fruits, le melon lui-même n'ont jamais été bannis de notre table.

Lorsqu'on est indisposé, il n'y a pas de doute qu'on soit plus susceptible de recevoir une influence épidémique quelconque, et il s'ensuit naturellement que le meilleur moyen de s'en garantir est de rétablir l'équilibre de la santé; et si le moyen d'y parvenir est l'emploi d'un purgatif ou d'un émétique, pourquoi ne pas y avoir recours? Si vous vous en abstenez, la constitution reste dérangée, et par cela même d'autant plus disposée à recevoir l'atteinte épidémique. Dans toutes les maisons où j'ai été appelé, si je rencontrais quelqu'un atteint d'une affection quelconque, pour laquelle je jugeais un purgatif nécessaire, je n'ai jamais hésité, même en présence d'un cholérique cyanosé, à employer ce moyen, et j'affirme que je me suis toujours bien trouvé de cette pratique.

Dans plusieurs villages, de même qu'à Paris, j'ai fréquemment observé pendant l'épidémie, des diarrhées qui ne dépendaient que de l'irritation : je les ai toujours guéries avec un purgatif léger.

D'après tout ce que j'ai vu du choléra et ce que j'en ai appris, je suis intimement convaincu, et je l'ai toujours été, qu'il n'existe contre cette maladie aucun moyen préservatif, ni médical, ni hygiénique ; qu'une abstinence excessive des choses nécessaires et des commodités de la vie est une véritable folie, et qu'enfin il n'y a que deux choses qui puissent avoir quelque efficacité : la *propreté* et la *modération*. Usez de tout, mais n'abusez de rien : tel est le précepte qui me semble le plus utile à mettre en pratique.

FIN.

9 782016 162965